Die Wahrheit über Vitamin D

Wie Sie einen Vitamin D Mangel sicher erkennen und umgehend bekämpfen, um zu neuer Kraft und starker Gesundheit zu finden

inkl. Vitamin D Rezepten und Hinweisen für Babys

Anette Knabe

⚐ INHALT

Das erwartet Sie in diesem Buch   1

Vitamin D   3

Vitamin D – Was ist das eigentlich?   4

Vitamin D – Vitamin oder Hormon?   5

Hauptfunktion von Vitamin D   6

Wie gelangt Vitamin D in unseren Körper?   8

Vitamin-D-Mangel   11

Wie entsteht ein Vitamin-D-Mangel?   12

Risikogruppen für einen Vitamin-D-Mangel   15

Speicherung von Vitamin D   17

Spielt die Ernährungsweise eine Rolle?   18

Folgen eines Vitamin-D-Mangels   19

Wie viele Menschen sind betroffen?   21

Maßnahmen gegen Vitamin-D-Mangel   26

Vitamin-D-Eigensynthese   27

Solarium – Alternative zur Sonne?   35

Nahrungsergänzungsmittel – Was ist das überhaupt?   36

Vitamin D – Kontroverse in den Medien   38

Vitamin-D-Tests 41

Ärzte und Vitamin D – eine ewige Hassliebe 41

Vitamin-D-Test zu Hause oder beim Arzt? 43

Wie läuft ein Vitamin-D-Test ab? 44

Verschiedene Einheiten für Vitamin D 46

Ich muss supplementieren – Was jetzt? 47

Vitamin D und K2 48

Vitamin D und Fett 49

Vitamin-D-Präparate – Was ist der Unterschied? 50

Reicht der Mindestwert an Vitamin D eigentlich? 52

Dosierungsempfehlungen für Vitamin D? 54

Vitamin D – Überdosierung 54

Vitamin D – soll ich supplementieren oder nicht? 56

M-I-K System 57

Vitamin D und Babys 60

Wieviel Vitamin D braucht mein Baby? 60

Wie verabreiche ich meinem Baby Vitamin D? 62

Vitamin D und der beste Freund des Menschen 62

Vitamin-D-Zufuhr durch die Ernährung 64

Vitamin-D-Champignons – eine Alternative für Veganer?   64

Ist Vitamin D hitzebeständig?   67

Vitamin D – Rezepte   67

Problemlöser oder nur ein Trend?   73

Das erwartet Sie in diesem Buch

Die Lösung für alle Probleme oder doch nur ein Trend, den man getrost aussetzen kann? Vitamin D werden nun wirklich die verblüffendsten Eigenschaften zugeschrieben – aber was davon ist wissenschaftlich belegbar? Und was hat es eigentlich mit dem gefürchteten Vitamin-D-Mangel auf sich? Kann man ihm entgegen steuern? Müssen wir jetzt alle auf Nahrungsergänzungsmittel zurückgreifen, damit wir gesund bleiben, oder gibt es noch andere Wege? Und wie viel Vitamin D braucht ein Mensch eigentlich?

Mit diesen und auch anderen spannenden Fragen beschäftigt sich dieses Buch – und keine Angst:

die Tipps sind vollkommen gratis und gesundheit-
lich unbedenklich.

Großes sonniges Ehrenwort!

Vitamin D

Dass Vitamin D irgendetwas mit der Sonne zu tun hat, ist wahrscheinlich allen geläufig. Fast jedem Kind wurde in der Kindheit gesagt: Jetzt geh doch mal nach draußen an die frische Luft und in die Sonne. Ach, was haben wir gemeckert und uns dagegen gesträubt! Warum lassen uns unsere Eltern nicht einfach in Ruhe weiter fernsehen?

Mit dem Alter wird uns natürlich immer mehr bewusst, dass frische Luft und Sonne durchaus ihre Vorteile haben und einem nach zu langer Zeit des drinnen Hockens kräftig der Schädel brummt. Manche dieser Vorteile werde ich Ihnen in den folgenden Kapiteln näher erläutern, damit Sie vielleicht, wenn Sie mal Kinder haben, ihnen besser erklären können, warum es wichtig ist, auch mal draußen zu spielen. Dies gilt natürlich auch für Erwachsene und insgesamt Personen jeder Altersklasse – außer für Neugeborene, aber zu denen kommen wir später.

VITAMIN D – WAS IST DAS EIGENTLICH?

Vitamin D ist der Oberbegriff für eine Gruppe fettlöslicher Vitamine, Calciferole genannt, welche im Körper als Hormon wirken. Es gibt mehrere Formen von Vitamin D, die zwei wichtigsten sind Vitamin D3 (genannt Cholecalciferol) und Vitamin D2 (genannt Ergocalciferol). Der wesentliche Unterschied zwischen den beiden ist, dass Vitamin D3 vom Körper selbst hergestellt wird, während Vitamin D2 dem Körper von außen, beispielsweise durch Nahrung, zugeführt wird.

VITAMIN D – VITAMIN ODER HORMON?

Vitamin D wird in vielen Fällen gar nicht als Vitamin, sondern als Hormon kategorisiert, da Menschen bei ausreichender Sonnenbestrahlung genug davon selbst herstellen können. Da Vitamine per Definition lebensnotwendig sind, der Körper sie aber nicht in ausreichender Menge selbst synthetisieren kann und dadurch auf eine Zufuhr von außen angewiesen ist, wird Vitamin D in Fachkreisen oft als Hormon oder Prohormon bezeichnet.

In Ländern, in denen keine ausreichende Sonneneinstrahlung stattfindet und Vitamin D tatsächlich über die Nahrung aufgenommen (oder supplementiert) wird, erfüllt es die Definition eines Vitamins.

Hunde und Katzen sind zum Beispiel nicht in der Lage dazu, durch Sonneneinstrahlung eigenes Vitamin D herzustellen, und müssen dieses unbedingt über die Nahrung aufnehmen, weswegen es in diesem Fall wieder den Vitaminen zugeordnet werden kann.

HAUPTFUNKTION VON VITAMIN D

Wir sind uns nun einig, dass es gut ist, nach draußen zu gehen. Aber wofür genau ist eigentlich Vitamin D zuständig? Warum gibt es überhaupt Vitamin D?

Nach dem heutigen Forschungsstand hat Vitamin D vor allem die folgenden Hauptfunktionen: Es ist für die Knochengesundheit zuständig, indem es für einen funktionierenden Calcium- und Phosphatstoffwechsel sorgt. Dabei hat Vitamin D die Aufgabe, als Transportprotein die Stoffe in den Kochen einzuschleusen. Calciummangel wird zuvorgekommen und die Bildung von starken Knochen ist gewährleistet.

Eine weitere wichtige Funktion ist die Unterstützung beim Knochenaufbau sowie Umbau. Darunter fällt ein Teil des Mineralisierungsprozesses, für den Calcium- und Phosphat in hohen Mengen von Nöten sind, um den Knochen zu härten. So können nur durch Vitamin D genügend Mineralien aus der Nahrung aufgenommen werden.

Außerdem versteht sich Vitamin D als ein Bereich der Genexpression. Grob gesagt unterstützt es die Gene bei der Herstellung von Proteinen.

Abschließend unterstützt es die Immunfunktion und ist ein Regulator der Muskelkontraktion, wodurch es wichtig für die Kraft der Muskeln und neuromuskuläre Koordination ist, welche das Zusammenspiel von unserem Nervensystem und den Muskeln reguliert.

Wie gelangt Vitamin D in unseren Körper?

Kurz und knapp: Wir müssen raus in die Sonne gehen. Die ist nun mal für die Bildung von Vitamin D zuständig. Circa 80-90 % des Vitamins werden vom Körper selbst über die Haut gebildet. Wir erinnern uns, dass es sich dabei um Vitamin D3 handelt, welches in der Haut und in der Leber gebildet wird.

Vitamin D3 wird in der Haut gespeichert und durch die UV-Strahlung der Sonne, genauer gesagt die UV-B-Strahlung, gespalten und im nächsten Schritt zurück in die Leber transportiert. Dann folgen ein paar weitere chemische Prozesse, mit denen ich Sie hier nicht länger langweilen möchte. Wichtig zu wissen ist nur, dass das Hormon in der Niere synthetisiert und im Fettgewebe gespeichert wird. Also sind letztendlich die wichtigsten beteiligten Organe für die Vitamin D3 Herstellung die Haut, die Leber, die Nieren, das Fettgewebe und natürlich die UV-B-Strahlung, um den ganzen Prozess in Gang zu bringen.

Ein anderer wichtiger Aspekt, um Vitamin D in unseren Körper zu schleusen, ist die Ernährung, die circa 10-20 % des täglichen Bedarfs decken kann. Dabei handelt es sich um Vitamin D2, das ausschließlich durch Nahrung aufgenommen wird.

Wichtige Nahrungsmittel hierfür sind: Fett in Fisch, wie beispielsweise in Hering, Lachs, Thunfisch oder Aal. Aber auch Austern sind nicht zu verachten (kleiner Tipp für die Feinschmecker unter Ihnen). Jetzt stöhnen wahrscheinlich alle Vegetarier und Veganer auf, aber auch für Sie gibt es Möglichkeiten. Übrig bleiben Eier, Käse, Pilze und Avocado. Hierbei ist der Vitamin-D-Anteil leider jedoch, im Gegensatz zum Fisch, ziemlich gering.

Man könnte also sagen, dass es sich nicht um

die typischen täglichen Speisen auf dem Essensplan der Deutschen handelt. Weshalb wir dem Vitamin D3, welches durch Sonne produziert wird, getrost unsere Hauptaufmerksamkeit entgegenbringen können.

Vitamin-D-Mangel

Nachdem wir nun geklärt haben, wie Vitamin D in unseren Körper gelangt, können wir uns endlich dem Anliegen widmen, weshalb Sie sich wahrscheinlich für dieses Buch entschieden haben: Der gefürchtete und sagenumwobene Vitamin-D-Mangel.

Viele haben Angst vor ihm, andere kümmert er nicht, doch ist er oft Thema und wird mit den wundersamsten Krankheiten in Verbindung gebracht. Kopfschmerzen und Schlappheit im Winter? Das muss ein Vitamin-D-Mangel sein! Depressionen und schlechte Laune? Wahrscheinlich zu wenig Sonne! Vergessen, den Müll runterzubringen? Her mit den

Präparaten!

Diesen kleinen Scherz musste ich mir erlauben meine Damen und Herren. Aber nun Spaß beiseite, denn hier und heute werden wir mit allen Gerüchten abrechnen und dem Hörensagen ein Ende bereiten, sodass Sie sich selbst eine Meinung bilden und bei der nächsten Konversation über Vitamin D (die unweigerlich kommen wird) mit echtem Wissen auftrumpfen können. Los geht's!

WIE ENTSTEHT EIN VITAMIN-D-MANGEL?

Deutschland liegt zwischen dem 47. Und 55. Breitengrad und ist somit abhängig von den Jahreszeiten. Bei uns gibt es Frühling, Sommer, Herbst und Winter. Die Strahlkraft der Sonne hängt von den Jahreszeiten ab und es ist kein Geheimnis, dass sie gerade im Sommer und vielleicht am Ende des Frühlings sowie zu Herbstbeginn am stärksten und häufigsten scheint. Wir befinden uns hier circa in dem Zeitfenster von Ende März bis Anfang Oktober. Also hat die Sonne im Jahr nur sechs Monate im Jahr die benötigte Strahlkraft, um die Vitamin-D-

Produktion im menschlichen Körper auszulösen.

Ein Tag hat 24 Stunden, aber da es ja auch noch die Nacht gibt, minimiert sich das tägliche Zeitfester erneut, und zwar auf die Zeit von 10 bis 15 Uhr. Sie werden schon bemerkt haben, dass hier das Hauptproblem liegt. Durch den modernen Lebenswandel ist dies die typische Uhrzeit, zu der die meisten Menschen bei der Arbeit und die Kinder in der Schule oder im Kindergarten sind. Kaum einer hat die Möglichkeit, täglich in diesem Zeitfenster nach draußen zu gehen. Und auch wenn Sie Ihren Schreibtisch direkt vor einem Fenster stehen haben, bringt dies leider nichts, da die Sonnenstrahlen nicht durchs Fenster hindurch kommen (was auch gut ist, sonst hätten wir ständig einen Sonnenbrand).

Nun werden Sie wahrscheinlich das erste und letzte Mal hören, warum Sonnencreme auch einen Nachteil hat: Es ist tatsächlich so, dass ab einem Lichtschutzfaktor von 15 sehr viel weniger Vitamin D produziert wird und schon ab einem Lichtschutzfaktor von 30 die Vitamin-D-Produktion um ganze 95 % reduziert werden kann. Da Sonnencreme mittlerweile zum guten Ton gehört und in fast je-

dem anständigen Kosmetikprodukt (Frauen aufgepasst!) enthalten ist, kommen die UV-B-Strahlen
leider oft nicht mehr an unsere Haut heran.

Dazu kommt erschwerend, dass man in
Deutschland aufgrund der Witterungsbedingungen
leider sowieso nicht das Glück hat, täglich den Sonnenschein genießen zu können, da dieser oft von
einer Wolkendecke geschluckt wird. Man kann zum
Beispiel am sogenannten UV-Index, der den Durch-
schnittswert der Sonneneinstrahlung in einem Mo-
nat oder in einer Woche angibt, sehen, ob man im
Rahmen dieser Zeitperiode bei Sonnenexposition
um die Mittagszeit herum genügend Vitamin D produzieren kann. Erst ein UV-Index von drei oder
mehr steht dabei für eine Sonneneinstrahlung, die
im Durchschnitt stark genug ist, um die Eigensynthese beim Menschen anzuregen.

In Deutschland liegt der UV-Index nur in sechs
Monaten pro Jahr bei drei oder höher, während er
in Los Angeles pro Jahr an elf Monaten im Bereich
drei oder höher liegt. Je höher der UV-Index ist,
desto schneller bilden wir größere Mengen an Vitamin D und desto weniger Zeit müssen wir in der
Sonne verbringen, war wir natürlich sollten, um das

Hautkrebsrisiko so gering wie möglich zu halten.

Auch Kleidung kann einen Einfluss auf die Vitamin-D-Bildung haben. Menschen, die zum Beispiel aus religiösen Gründen eher bedeckende Kleidung tragen, setzen ihre Haut nicht genügend Sonnenstrahlung aus, da UV-B-Strahlung kaum durch Kleidung dringt. Weitere Faktoren sind die Höhenlage, Umweltverschmutzung oder ob sie einer Risikogruppe angehören.

RISIKOGRUPPEN FÜR EINEN VITAMIN-D-MANGEL

Zur Risikogruppe zählen zum Beispiel Menschen mit dunkler Hautfarbe. Je heller die Hautfarbe einer Person ist, desto mehr Vitamin D kann diese Person in Vergleich zu einer Person mit dunklerer Hautfarbe in derselben Zeit, bei gleicher Sonneneinstrahlung, produzieren.

Ein weiterer Punkt ist das Körpergewicht. Man weiß, dass Personen mit Übergewicht und Adipositas weniger effizient Vitamin D synthetisieren können als Menschen mit Gewicht im Normalbereich. Menschen mit Adipositas, also mit einem BMI der höher liegt als 30, weisen im direkten Bereich mit Menschen mit Normalgewicht (BMI-Wert unter 25) eine nur halb so effiziente Vitamin-D-Eigensynthese auf.

Auch bei älteren Menschen lässt die Vitamin-D-Eigensynthese mit dem Alter immer mehr nach. Personen ab dem 65 Lebensjahr bilden bei gleicher Sonneneinstrahlung- und Dauer nur noch ein Drittel bis maximal die Hälfte an Vitamin D im Vergleich zu jungen Erwachsenen. Außerdem sind ältere Menschen mobilitätsbedingt oft weniger draußen als jüngere Menschen. Besonders davon betroffen sind Senioren im Altersheim.

Bei Säuglingen ist die Nahrungsgrundlage Muttermilch, die nur wenig Vitamin D enthält, und sie können zudem der Sonne nicht wehrlos ausgesetzt werden, da sich ihr Hautschutz noch nicht richtig entwickelt hat.

Hinzu kommen noch Menschen, die an chronischen Erkrankungen wie Morbus Crohn, Niereninsuffizienz oder ähnlichen Erkrankungen leiden, oder welche regelmäßig Medikamente wie Antiepileptika oder Zytostatika nehmen. Auch der Wohnort eines Menschen ist nicht uner-

heblich, so sind Menschen die polarnah leben besonders gefährdet.

Interindividuelle Unterschiede
Selbst bei gleichem Alter, gleicher Hautpigmentie-
rung und weiteren gleichen Rahmenbedingungen
können trotzdem unterschiedliche Personen unterschiedlich hohe oder niedrige Kapazitäten zur Vitamin-D-Eigensynthese aufweisen.

SPEICHERUNG VON VITAMIN D

Wie oben schon einmal erwähnt, ist der Körper in
der Lage dazu, Vitamin D einzuspeichern. Es wird
im Muskel- sowie im Fettgewebe eingelagert. Somit
kann man, wenn man oft in die Sonne geht, einen
gewissen natürlichen Schutzschild aufbauen. Dieser
hält, je nachdem, wie viel Vitamin D man eingespei-
chert hat, sechs bis acht Wochen. Im Winter sind
wir auf diesen Speicher oder Präparate angewiesen.

SPIELT DIE ERNÄHRUNGSWEISE EINE ROLLE?

In einer vergleichenden Untersuchung zwischen vegan, vegetarisch und mischköstlich essenden Menschen konnte kein Zusammenhang zwischen der Ernährungsweise und dem Vitamin-D-Status festgestellt werden, was schlicht daran liegt, dass maximal 20 Prozent des Vitamins über Nahrungsmittel aufgenommen werden können und der Rest von der Eigensynthese abhängt.

Zwar haben vegetarische und vegane Lebensmittel meist einen niedrigeren Vitamin-D-Spiegel als tierische Produkte, dennoch macht dies im Gesamtbild nicht viel aus, da die Ernährung ohnehin nur einen geringen Prozentsatz des täglichen Bedarfs an Vitamin D decken kann. Das heißt, der wichtigste Faktor im Hinblick auf Vitamin D ist nicht, ob man tierische Produkte zu sich nimmt oder nicht, sondern ob man genug Zeit täglich in der Sonne verbringt. Der Wohnort und auch die Lebensweise sind also entscheidend.

FOLGEN EINES VITAMIN-D-MANGELS

Wo ein Mangel herrscht, gibt es in den meisten Fällen zwangsweise auch Folgen. Im Fall eines Vitamin-D-Mangels wäre das bei Säuglingen zum Beispiel Rachitis, wobei das Knochenwachstum gestört wird, da die Knochen zu wenig Calcium und/oder Phosphat zur Verfügung gestellt bekommen. Die Knochen der Säuglinge oder auch Kindern weichen auf und es kommt zu Verformungen, die sich häufig im Brustbereich oder auch an den Beinen (sogenannte O-Beine) zeigen können. Das Synonym für Rachitis heißt im Erwachsenenalter Osteomalazie, wobei hier genau wie bei der Rachitis die Knochen aufweichen und es zu Verformungen kommt, die häufig mit starken Schmerzen einhergehen.

Zusätzlich steigt aufgrund der Aufweichung die Knochenbruchgefahr sowie das Risiko, an chronischen Krankheiten wie entzündliche Darmerkrankungen, Tumorleiden, Autoimmunerkrankungen und kardiovaskulären Krankheiten zur erkranken. Mediziner gehen davon aus, dass in Deutschland pro Jahr bis zu 25.000 Hüft- und Oberschenkelhalsbrüche vermieden werden könnten, wenn alle Menschen ausreichend mit Vitamin D versorgt wären.

In höherem Alter kann der Mangel an Vitamin D zu Osteoporose, sogenanntem Knochenschwund, führen. Dadurch kann man die Knochen nicht mehr so stark belasten, da sie weniger stabil sind, und sie können leichter brechen.

Andere Symptome, die häufig ebenfalls mit einem Mangel in Verbindung gebracht werden, sind ständige Müdigkeit, schlechter Schlaf und schlechte Laune sowie Muskel- und Gelenkschmerzen.

Das hört sich erst einmal alles nicht so gut an und man kommt ganz schön ins Grübeln, was man denn dagegen machen könnte. Klar, Vitamin D ist wichtig, aber wie genau sorgt man dafür, dass man genug davon produziert? Wie viel benötigt man eigentlich und wie viele Menschen sind in Deutschland tatsächlich von einem Vitamin-D-Mangel betroffen?

Mit diesen Fragen werden wir uns im Folgenden beschäftigen.

WIE VIELE MENSCHEN SIND BETROFFEN?

Vitamin-D-Mangel in Deutschland

Hierzulande gilt das Robert-Koch-Institut (folgend abgekürzt mit RKI) als *die* Institution für Krankheitsüberwachung und -prävention. Finanziert wird es von unserer Bundesregierung. Wenn man sich hierzulande eine wissenschaftlich fundierte Meinung zu medizinischen Themen bilden möchte, kommt man am RKI kaum vorbei, deswegen schauen wir uns nun die vom RKI veröffentlichten Daten zum Vitamin-D-Mangel an.

Das RKI stellt fest, dass Erwachsene circa 50nmol/l Blut an Vitamin D benötigen, um ausreichen versorgt zu sein (Vitamin D wird entweder in nmol oder in Mikrogramm gemessen). Der optimale Wert liegt dabei zwischen circa 75 bis 125 nmol/l.

In Deutschland sind circa 38,4 % aller erwachsenen Frauen und Männer ausreichend mit Vitamin D versorgt. 31,3 % sind nicht optimal versorgt und weisen einen Vitamin-D-Spiegel von 30-50 nmol/l auf, was unter dem Minimum für eine ausreichende Versorgung liegt. 30,25 % der deutschen Bevölkerung sind mangelhaft versorgt und liegen mit unter

30 nmol/l deutlich unter dem benötigten Wert.

Wenn man die Gruppe der suboptimal Versorgten und die der mangelhaft Versorgten zusammenrechnet, kommt man auf einen Wert von circa 61,5 %, was fast zwei Drittel der Bevölkerung in Deutschland ausmacht. Zusätzlich hat das RKI festgestellt, dass die Unterversorgung mit Vitamin D bei Frauen mit steigendem Alter zu nimmt, während bei den männlichen Probanden alterstechnisch kaum Unterschiede bestehen.

Abgesehen vom Vergleich der Geschlechter wurden die Daten aus Deutschland auch mit den Daten anderer Länder verglichen. Deutschland schneidet im direkten Vergleich dem RKI zufolge nicht gut ab, da die Vitamin-D-Versorgung erwachsener Deutscher nicht optimal sei. Die geschätzten Kosten im deutschen Gesundheitswesen, die im Zusammenhang mit einem Vitamin-D-Mangel stehen, liegen bei mehreren Milliarden Euro.

Allerdings gibt es doch noch einen kleinen Lichtblick, denn die durchgeführten Tests fallen nicht immer gleich aus. Es gibt noch andere Variablen, die zu beachten sind.

RKI – Saisonale Schwankungen

Tatsächlich unterliegt der Vitamin-D-Status starken saisonalen Schwankungen. Im Sommer liegt der Vitamin-D-Mangel von Erwachsenen zum Beispiel bei nur 8,3 Prozent, während er im Winter bei 52 Prozent liegt. Der Herbst schneidet mit 19,3 Prozent im Gegensatz zum Frühling mit 38,4 Prozent noch relativ gut ab. Dies ist damit zu erklären, dass sich die Jahreszeiten durch den Klimawandel immer mehr nach hinten verschieben, wodurch der Sommer immer später beginnt und oft auch noch in den Herbst übergeht, während der Winter sich auch teilweise noch in den Frühling zieht. Noch ein Grund mehr, vielleicht einmal sein Konsumverhalten zu überdenken, aber dies ist ein anderes Thema.

Zurück zu den Tests: Wir stellen also fest, dass, je nachdem, wann der Vitamin-D-Wert bei einem Menschen gemessen wird, er immer anders ausfallen kann, sowohl abhängig vom individuellen Lebensstil als auch von der derzeitigen Jahreszeit.

Vitamin-D-Mangel weltweit

Forscher der Universität Heidelberg haben herausgefunden, dass weltweit circa ein Drittel der Menschen von einem Vitamin-D-Mangel betroffen sind. Dafür wurden über 200 Studien analysiert, die die Messwerte von Vitamin D im Blut der Menschen erhoben haben.

Je näher man am Äquator lebt, desto mehr Vitamin D kann man das Jahr über produzieren, da man den Strahlen der Sonne physisch am nächsten ist. Im Umkehrschluss kann man sagen, dass, je weiter man vom Äquator entfernt ist, es umso schwerer bis kaum möglich wird, Vitamin D von sich aus zu produzieren.

Aber selbst Menschen in Gebieten, in denen naturbedingt fast das ganze Jahr über die Sonne scheint, haben Probleme mit einem Vitamin-D-Mangel. Dies kann am modernen Lebensstil liegen, aber auch unter anderem an der interindividuellen Fähigkeit zur Eigensynthese. In nahezu jedem Land sind die Menschen arbeitsbedingt viel mehr Drinnen als sie es noch vor 100 Jahren waren. Es gibt nur ein Paar Länder, in denen der Vitamin-D-Mangel noch nicht so weit ausgeprägt ist. Diese sind meist entwicklungstechnisch sehr schlecht dran, sodass die meiste Arbeit im landwirtschaftlichen Bereich, auch zur Selbstversorgung, stattfindet.

So oder so, dieses Problem betrifft also nicht nur Deutschland allein, sondern auch alle anderen Länder. In der USA werden mittlerweile Orangensaft, Milch und andere Lebensmittel künstlich mit Vitamin D angereichert, um dem Mangel in der Bevölkerung entgegenzuwirken. Dies wird vom Staat gefördert. In Neuseeland, woher wir unseren Vitamin-D-Lachs bekommen, laufen im Winter Werbeslogans, die vom Staat finanziert werden und auf die Nützlichkeit von Nahrungsergänzungsmitteln wie Vitamin D hinweisen. Es passiert also einiges, aber trotzdem noch immer zu wenig, wenn man sich den weltweiten Mangel anschaut.

Dies ist erst einmal eine schlechte Prognose. Doch was können wir tun, um den Wert in unserem Sinne zu optimieren?

Maßnahmen gegen Vitamin-D-Mangel

D ie Deutsche Gesellschaft für Ernährung gibt an, dass wir pro Tag circa 20 Mikrogramm Vitamin D benötigen. Unter diesem Wert besteht ein Mangel und alle Werte, die im einstelligen Bereich liegen, zeugen von einer starken Unterversorgung.

Erwachsene nehmen circa 2-4 Mikrogramm täglich über die Ernährung auf (Vitamin D2), den Rest können wir über die Sonneneinstrahlung (Vitamin D3) selbst produzieren.

Ich werde Ihnen nun ein paar Tricks und Tipps mit

auf den Weg geben, die sie sofort und zukünftig anwenden können, um einem Mangel entgegen zu wirken. Beginnen wollen wir mit der körpereigenen Synthese.

VITAMIN-D-EIGENSYNTHESE

Als allererstes sollten Sie Ihren eigenen Hauttyp bestimmen, um herauszufinden, wie lange Sie sich ungeschützt in der Sonne aufhalten können, ohne einen Sonnenbrand zu entwickeln. Wenn Sie nicht wissen, was für ein Hauttyp Sie sind, dann lesen Sie bitte den folgenden Einschub, ansonsten können Sie diesen Schritt gerne überspringen.

Den eigenen Hauttyp bestimmen
Wenn man den eigenen Hauttyp bestimmen will, sollte man wissen, dass diese grob in vier verschiedene Hautkategorien unterteilt werden. Dafür betrachten wir die Haarfarbe, Augenfarbe, Sommersprossen, die ursprüngliche Hautfarbe (ungebräunt, sieht man zum Beispiel gut in der Innenseite der eigenen Arme), wie schnell man einen Sonnenbrand bekommt und wie hoch der jeweilige Bräunungsgrad ausfällt.

Kleiner Tipp: nehmen Sie sich einen Stift und kreuzen Sie die jeweils passenden Antworten an. Dort wo Sie die meisten Kreuze gesetzt haben, können Sie sich Hauttypmäßig einordnen und wissen so um Ihre jeweilige Eigenschutzzeit in der Sonne.

Typ eins hat meist Haare mit einem Rotstich, die Augenfarbe ist hellblau und es sind sehr viele Sommersprossen vorhanden. Die ursprüngliche Hautfarbe ist sehr hell, sie bekommen schnell einen Sonnenbrand und sind eigentlich nie braun.

Typ zwei hat eher blonde Haare, die Augenfarbe variiert zwischen blau und grün und es sind viele Sommersprossen vorhanden. Die Hautfarbe ist in ungebräuntem Zustand hell, sie bekommen schnell einen Sonnenbrand und werden nur leicht gebräunt.

Typ drei hingegen ist brünett, die Augenfarbe variiert zwischen braun und grau, Sommersprossen sind eher wenige vorhanden, die ursprüngliche Hautfarbe ist mittel. Sie bekommen nur selten einen Sonnenbrand. Durch den Sonnenschein werden sie mittel gebräunt.

Typ vier hast meist schwarze Haare und die Augenfarbe ist dunkelbraun. Sommersprossen sind

keine vorhanden und die Hautfarbe ist im unge-
bräunten Zustand eher dunkel. Sie bekommen
kaum einen Sonnenbrand, sondern werden stark
gebräunt.

Die Eigenschutzzeit ist die Zeit, die wir ungeschützt in der Sonne verbringen können, ohne einen Sonnenbrand zu bekommen. Sie beträgt für
Typ eins höchstens fünf bis zehn Minuten, für Typ
zwei zehn bis zwanzig Minuten, für Typ drei zwanzig bis dreißig Minuten und für Typ vier dreißig bis
vierzig Minuten. Danach sollte eine Sonnencreme
mit einem entsprechenden Lichtschutzfaktor be-
nutzt werden (Typ 1 LSF 40 oder 50+, Typ 2 LSF
25-40, Typ 3 LSF 20-25, Typ 4 LSF 10-20).

Wenn Ihr Hauttyp zwischen zwei Kategorien
variiert, nehmen Sie einfach die Differenz, zum Beispiel läge zwischen Hauttyp eins und zwei die Eigenschutzzeit bei zehn Minuten.

Die UV-B-Strahlung nutzen

Nachdem Sie nun ihre Eigenschutzzeit berechnet
haben, halbieren Sie sie bitte um die Hälfte. Sind Sie
zum Beispiel Hauttyp vier, dürfen Sie bedenkenfrei
bis zu vierzig Minuten in die Sonne. Die vierzig Minuten halbieren Sie und sind bei zwanzig Minuten.

Die ausgerechneten zwanzig Minuten sollten Sie das Gesicht, die Hände und die Arme ohne Sonnencreme (wir erinnern uns: ab einem LSF 15 kann nur noch wenig Vitamin D produziert werden) und ohne Kleidung täglich draußen in die Sonne halten, um für eine ausreichende Vitamin-D-Eigensynthese zu sorgen. Dabei bitte unbedingt die errechnete Zeit einhalten, um Sonnenbrände, die das Hautkrebsrisiko steigern, zu vermeiden

Dieser Tipp wirkt allerdings nur, wenn die Sonne genug UV-B-Strahlung abgibt. Sonst kann man sich noch so viel Mühe geben, es wird einfach kein Vitamin D produziert.

Aber woher weiß man denn ob die UV-B-Strahlung ausreichend Energie abgibt? Zum Glück habe ich für Sie auch für dieses Problem einen einfachen Trick herausgesucht.

UV-B-Strahlung – der richtige Winkel
Wie bereits erwähnt, befindet sich Deutschland zwischen dem 47. Und 55. Breitengrad. Die Strahlkraft der Sonne ist somit von den Jahreszeiten abhängig. Die Eigensynthese von Vitamin D kann nur zwischen März und Oktober stattfinden und dies auch nur, wenn man sich bei Sonnenschein drau-

ßen aufhält.

Aber auch, wenn die Sonne scheint, ist die UV-B-Strahlung nicht immer stark genug, um die Vitamin-D-Bildung anzuregen. Die Sonne muss nämlich höher als 45 Grad stehen, sonst funktioniert die Bildung weder im Winter noch im Sommer.

UV-B-Strahlung ist zwar an sich energiereich, doch dennoch so schwach, dass sie von der Atmosphäre absorbiert wird, sobald sie unter dem 45 Grad Winkel liegt, da dann der Winkel des Durchtritts länger ist. Kurz gesagt: die Strecke, die die UV-B-Strahlung zurücklegen muss, ist länger, sie verbraucht viel Energie und wird beim Durchtritt von der Atmosphäre absorbiert, da sie nicht mehr stark genug ist. Was durchkommt ist nur die UV-A-Strahlung, die im schlimmsten Fall noch einen Sonnenbrand verursacht, ohne dem Körper etwas Gutes getan zu haben.

Meine Damen und Herren, seien wir einmal ehrlich zu uns selbst, die meisten Menschen können heutzutage nichts mehr mit einem 45-Grad-Winkel anfangen. So ging es mir natürlich auch. Ich habe mich für Sie nach einer praktischen Lösung umgeschaut und zum Glück auch eine gefunden. Es gibt, wie so oft im Leben, einen einfachen Trick, um das Problem zu lösen. Dafür machen Sie Folgendes:

• Die einzige Voraussetzung ist, dass es Sommer ist und die Sonne scheint (sonst wird ja sowieso kein Vitamin D produziert)

• Um zu schauen, ob die Sonne gerade stark genug ist, um Vitamin D zu produzieren, stellen wir uns mit dem Rücken zur Sonne. Dann betrachten wir den Schatten, den wir vor uns werfen

• Wenn der Schatten, den Sie werfen, länger ist, als Sie groß sind, steht die Sonne unter dem 45-Grad-Winkel und Sie sind momentan nicht in der Lage dazu, Vitamin D zu produzieren

• Ist der Schatten aber kürzer, als Sie groß sind, steht die Sonne über dem 45-Grad-Winkel und der Vitamin-D-Eigensynthese steht nichts mehr im Wege. Sie können getrost die Tricks anwenden, die ich Ihnen weiter oben vorgestellt habe

So können Sie im Sommer jederzeit selbst schauen, ob Sie gerade Vitamin D produzieren oder nicht.

Das Gute dabei ist, dass der Körper in der Lage dazu ist, Vitamin-D-Reserven im Fett- und Muskelgewebe anzulegen, auf die dann im Winter zurückgegriffen werden kann. Also lohnt es sich wirklich, die oben genannten Tipps zu befolgen. Je mehr der Körper im Sommer Vitamin D produzieren und einlagern kann, desto höher ist sein Schutz im Winter.

Ausgenommen davon sind leider die bereits erwähnten Risikogruppen. Aber was kann man tun, wenn man zum Beispiel einer Risikogruppe angehört? Oder wenn sich das momentane Leben einfach nicht anpassen lässt und man zwangsweise den ganzen Tag drinnen hocken muss? Oder wenn man vielleicht Schichtarbeit leistet und tagsüber schläft?

Ist das Solarium vielleicht eine Alternative oder sind eher Nahrungsergänzungsmittel der richtige Weg? Und kann man, wenn man alle Tipps befolgt, eigentlich auch zu viel Vitamin D produzieren?

Im Folgendem werden wir uns mit diesen Fragestellungen beschäftigen.

Kann man zu viel Vitamin D durch die Sonne produzieren?

Zu viel Sonneneinstrahlung kann zwar nicht zu einer Überproduktion an Vitamin D führen, aber ein Übermaß an Sonne kann die Entstehung und das

Voranschreiten unterschiedlicher Arten von Hautkrebs begünstigen. Wenn man jahrzehntelang in der Sonne regelrecht badet, wird die Haut natürlich beansprucht, was für das verstärkte Auftreten von Falten und Altersflecken verantwortlich sein kann. Aber mit den oben genannten Tipps kann Ihnen das ja nicht mehr passieren!

Die Toxizitätsgrenze für Vitamin D ist zwar nicht eindeutig geklärt, aber sie liegt wahrscheinlich im Bereich von 350-400 nmol/l.

150 nmol/l ist in den meisten Fällen der höchste Wert, den man durch Sonneneinstrahlung erreichen kann. Bei „natürlich lebenden" Völkern, wie den Massai oder den Hadzabe, die große Teile ihres Tages im Freien verbringen, betrugen die Vitamin-D-Konzentration unabhängig von Geschlecht, Körpergewicht und Alter durchschnittlich 115 nmol/l.

Zum Vergleich: Der höchste jemals gemessene Vitamin-D-Wert durch normale Sonnenstrahlung betrug 225 nmol/l und wurde bei einem Bauern aus Puerto Rico gemessen. Sie sehen also, dass es recht unwahrscheinlich ist, einen toxischen Wert auf natürlichem Wege zu erreichen.

SOLARIUM – ALTERNATIVE ZUR SONNE?

Man hat schon oft gehört, dass Menschen gerade im Winter gern in das Solarium gehen, um dem sogenannten Wintertief entgegenzuwirken und man hat auch schon von dem ein oder anderen Arzt gehört, der diese Kur empfiehlt. Zusätzlich werben auch manche Solarien mit dem Versprechen, einem Vitamin-D-Mangel entgegenzuwirken. Aber ist das auch so?

Es ist zwar richtig, dass Solarien auch unter anderem UV-B-Licht liefern und es damit zumindest eingeschränkt möglich wäre, den Vitamin-D-Bedarf zu decken, doch Untersuchungen zeigen, dass Solarien deutlich risikobehafteter sind als die klassische Sonneneinstrahlung. Dies liegt daran, dass ihre UV-B-Strahlung, die zur Vitamin-D-Synthese führt, zwar mitunter ähnlich stark ausgeprägt ist, wie in der normalen Sonne, jedoch in Solarien die krebsfördernde UV-A-Strahlung bis zu zehnmal höher ausfallen kann.

Aus diesem Grund muss ich Ihnen sowohl in Bezug auf die Vitamin-D-Synthese als auch aus anderen gesundheitlichen Gründen vom regemäßigen

Besuch im Solarium abraten.

NAHRUNGSERGÄNZUNGSMITTEL – WAS IST DAS ÜBERHAUPT?

Wenn man sich richtig ernährt, also viel Obst und Gemüse, hochwertiges Fleisch oder Fisch isst, gesunde Kohlenhydrate natürlichen Ursprungs und wenig Fett und Zucker zu sich nimmt, ist man schon gut dabei, wenn man über eine gesunde Ernährung spricht. Nahrungsergänzungsmittel setzen dort an, wo unsere Möglichkeiten aufhören.

Oft sind sie tatsächlich überflüssig, da man sie auch leicht durch eine gesunde Ernährung ersetzen könnte. Aber manche Stoffe sind nicht in allen Lebensmitteln vorhanden. So fehlt Veganern und Vegetariern oft das Vitamin B12, das fast ausschließlich in tierischen Produkten vorhanden ist und ohne das als Folge zum Beispiel Blutarmut auftritt. Wenn man über natürliche Wege eine Versorgung mit lebenswichtigen Vitaminen und Spurenelementen nicht mehr garantieren kann, empfiehlt es sich, zu supplementieren.

Wie wir weiter oben besprochen haben, werden

allerhöchstens bis zu 20% des täglichen Vitamin-D-Bedarfs über die Ernährung abgedeckt, die restlichen 80% sind vollkommen von unserem Umgang mit der Sonne abhängig. Da wir, unserem modernen Lebensstil zu verdanken, häufig nicht die Möglichkeit haben, während der Mittagszeit raus in die Sonne gehen zu können, und in Deutschland auch das Wetter oft nicht mitspielt, ist es ratsam, sich erst einmal Gedanken über seinen Vitamin-D-Spiegel zu machen.

Dafür können Sie sich an die folgende kurze Frage halten: Bin ich täglich zwischen 10 und 15 Uhr mehrere Minuten, ohne Sonnencreme und mit freien Armen, Händen und Gesicht, draußen in der Sonne?

Wenn sie diese Frage ehrlich mit „Ja" beantworten können, ist es wahrscheinlich nicht nötig, dass sie einen Vitamin-D-Test machen. Bedenken sie bei der Beantwortung aber bitte auch die Jahreszeiten, Witterungsbedingungen und alle anderen vorgestellten Variablen.

Sie merken wahrscheinlich schon, worauf ich hinauswill. Grundsätzlich sollte jeder Mensch mal seinen Vitamin-D-Status gecheckt haben. Erst dann kann man abwägen, ob eine Supplementierung notwendig ist und wie hoch sie ausfallen sollte. Eine Eigenmedikation ist in den meisten Fällen nicht ratsam.

Wenn man nicht über die Sonnenexposition einen ausreichenden Vitamin-D-Spiegel garantieren kann, dann ist eine Supplementierung der besterforschte, sicherste und effizienteste Weg, um seine Vitamin-D-Versorgung sicherzustellen.

VITAMIN D – KONTROVERSE IN DEN MEDIEN

Wenn Sie sich mal mit dem Thema Vitamin D beschäftigen, fällt auf, wie widersprüchlich viele Informationen sind. Seien es die empfohlenen Dosierungsmengen, die Wirksamkeit oder die Heilungskraft von Vitamin D. Manche Ärzte schwören darauf, dass Vitamin D ein Allheilmittel sei und sogar Krankheiten wie Krebs und Leukämie heilen kann, während andere sagen, dass Vitamin D ein großes Märchen ist und wir es gar nicht benötigen.

In meinem Buch beschränke ich mich auf die Informationen, die wissenschaftlich bewiesen sind und lasse auch die Hochdosierungstherapie für Vitamin D aus, die in vielen Veröffentlichungen empfohlen wird, da ich keine wissenschaftliche Evidenz für die Wirksamkeit gefunden habe und es Ihnen so nicht empfehlen möchte. Vitamin D ist noch nicht zu hundert Prozent erforscht und es laufen aktuell viele Langezeitstudien, die in den nächsten Jahren wahrscheinlich viele neue spannende Erkenntnisse bringen werden.

Aber warum ist das Thema so kontrovers? Die einen werfen der Pharmaindustrie vor, dass sie Vitamin D nur bewerben, damit sie ihre Nahrungsergänzungsmittel an den Mann bringen können und dadurch Millionengewinne einfahren. Auf der anderen Seite wird gesagt, dass die heilende Wirkung von Vitamin D nicht publiziert und beworben wird, damit die Menschen krank bleiben und die Unternehmen Millionengewinne durch ihre anderen Medikamente gegen alle möglichen Krankheiten machen.

Alles in allem ist es, wie so oft im Leben, anscheinend eine Frage des Geldes. Was letztendlich die Wahrheit ist, kann ich Ihnen nicht sagen. Fakt ist dennoch, dass wir Menschen Vitamin D aus unterschiedlichen Gründen brauchen und einen Mangel unbedingt vermeiden sollten, weswegen ich in diesem Buch auch nicht näher auf die Streitigkeiten der Fachwelt eingehen möchte, sondern nur wiedergebe, worin ein allgemeiner Konsens herrscht.

Vitamin-D-Tests

ÄRZTE UND VITAMIN D – EINE EWIGE HASSLIEBE

Eventuell haben Sie es schon gehört oder vielleicht sogar schon am eigenen Leib erfahren: Viele Ärzte sind nicht begeistert, wenn man Ihnen vorschlägt, einen Vitamin-D-Test zu machen oder weigern sich regelrecht. Aber wie kann das sein?

Nachdem man sich näher mit dem Thema beschäftigt hat, kommt man unausweichlich zu der Annahme, dass die Gefahr für einen Mangel für uns in Deutschland lebende Menschen eigentlich eine ganz logische Sache ist. Zumindest leuchtet ein, warum wir besonders gefährdet sind. Die vielen Wintermonate, die vielen Wolken, unser Lifestyle und noch so viele Faktoren, die uns oft von einer angemessenen Vitamin-D-Produktion abhalten.

Warum also wollen viele Ärzte nichts von einem Vitamin-D-Test wissen, obwohl doch selbst das RKI sagt, dass fast zwei Drittel der deutschen Bevölkerung unterversorgt sind? Haben wir vielleicht etwas übersehen oder ist es doch nicht so schlimm wie es sich anhört?

Vorab muss man sagen, dass dies natürlich nicht alle Ärzte betrifft. Doch die Ärzte, die, ohne zu meckern, einen Test machen, haben oft sogar Nachteile davon, ohne dass wir als Patienten davon wissen. Unsere Ärzte müssen nämlich als einzige Ärzte Europas die Labortests für Vitamin D selbst bezahlen, wenn die Laborkosten einen bestimmten Betrag übersteigen. Dann kriegen sie die Kosten nicht von der Krankenkasse zurück. Es existiert kein Budget für die Labore. Mit fast jedem Vitamin-D-Test macht der Arzt einen Verlust von circa 25 Euro, und das können Sie ja mal auf hundert Patienten im Quartal hochrechnen, die einen Test machen lassen wollen. Zusätzlich werden die Kosten für die Vitamin-D-Präparate nicht von den Krankenkassen übernommen.

Wie wir sehen, hat die Verordnung eines Vitamin-D-Tests für die Ärzte hierzulande also keinen wirklichen Nutzen und geht nur an Zeit und Geld. Dies wiederum ist natürlich ein strukturelles Problem und nicht die Schuld der Ärzte.

Leider führt diese Abwehrhaltung jedoch oft dazu, dass sich Patienten ohne ärztliche Aufsicht selbst Präparate besorgen und sich der Gefahr einer Überdosierung aussetzen.

VITAMIN-D-TEST ZU HAUSE ODER BEIM ARZT?

Viele Hersteller bieten mittlerweile auch Vitamin-D-Tests für zu Hause an. Da diese aber meist von Herstellern herausgeben werden, die auch Vitamin-D-Präparate verkaufen, sind sie nicht unbedingt zu empfehlen. Zusätzlich gibt es große Schwankungen bei den unterschiedlichen Testverfahren.

Am besten ist immer noch der professionelle Test beim Arzt. Bei einem Verdacht auf Vitamin-D-Mangel bezahlt die Krankenkasse den Test. Dies entscheidet aber letzten Endes der jeweilige Arzt vor Ort. Wenn sie den Test beim Arzt selbst bezahlen, belaufen sich die Kosten in einen Bereich zwischen 20 und 35 Euro. Es lohnt sich sicher, dies zu investieren.

Der gemessene Vitamin-D-Spiegel ist oft abhängig von der Methode, deswegen ist es zu empfehlen, bei dem gleichen Format zu bleiben, um die Ergebnisse einer Supplementierung nicht zu verfälschen. Grundsätzlich ist zu empfehlen, dass jeder Mensch in regelmäßigen Abständen diesen Test durchführt, um einem Mangel entgegenzuwirken.

Am besten machen Sie den ersten Test aber nicht im Sommer oder nach einem Urlaub in der Sonne, da dies nicht unbedingt die Risikomonate betrifft, um die es eigentlich geht.

WIE LÄUFT EIN VITAMIN-D-TEST AB?

Man geht zum Arzt und dieser nimmt einem Blut ab. Meist gibt es dafür einen kleinen Stich in die Vene des Unterarms, da dort das Schmerzempfinden am niedrigsten ist. Dann wird ein kleines Blutabnahmeröhrchen auf das Ende der Spritze aufgesteckt, durch das dann das Blut in einen kleinen

Behälter fließen kann. Wenn genug Blut vorhanden ist, wird die Nadel aus der Vene herausgezogen, ein Pflaster aufgeklebt und schon ist man fertig. Für Kinder gibt es meist ein Pflaster mit einem coolen Motiv, womit die meisten direkt wieder abgelenkt sind.

Ich nehme an, dass die meisten von Ihnen schon einmal Blut abgenommen bekommen haben, deswegen wissen Sie wahrscheinlich, wie unspektakulär das ganze Verfahren ist, und dass es nichts ist, wovor Sie sich fürchten müssen.

Anschließend werden die Blutproben in ein Labor geschickt und untersucht. Dort wird im Blut das 25-Hydoxyvitamin D gemessen, da es die Zufuhr an Vitamin D durch Ernährung und Eigensynthese misst. Anschließend werden die Befunde zurück zum Arzt geschickt und dieser teilt sie Ihnen dann beim zweiten Termin mit. Dann können Sie mit dem Arzt zusammen Ihren weiteren Behandlungsplan besprechen.

VERSCHIEDENE EINHEITEN FÜR VITAMIN D

Je nach Labor können die Werte entweder in Nanogramm pro Milliliter oder in Nanomol pro Liter Blut angegeben werden. Multipliziert man die Nanogramm pro Milliliter mit dem Faktor 2,5, dann erhält man die Werte in Nanomol pro Liter, umgekehrt dividiert man im Umkehrschluss die Werte Nanomol pro Liter durch den Faktor 2,5, erhält man die Nanogramm pro Milliliter.

Eine andere Messeinheit sind Internationale Einheiten, kurz IE. Man kann Internationale Einheiten natürlich auch in Mikrogramm umrechnen, und zwar indem man sie durch 40 dividiert. Umgekehrt kann man Mikrogramm in Internationale Einheiten umrechnen, indem man sie mit dem Faktor 40 multipliziert.

Jetzt sind sie gewappnet für alle zukünftigen Einheiten und können sich immer ihren optimalen Wert in jeder Messeinheit selbst berechnen.

Ich muss supplementieren – Was jetzt?

Wenn Sie nun einen Test bei einem Arzt ihres Vertrauens gemacht haben und tatsächlich ein Vitamin-D-Mangel festgestellt worden ist, wird Ihr Arzt Ihnen mit hoher Wahrscheinlichkeit ein geeignetes Präparat verschrieben haben.

Die Wahl besteht somit zwischen Vitamin D2, Vitamin D3 oder einer 50:50 Supplementierung. Präparate mit Vitamin D2 sind immer vegan, da sie meist aus Pilzen und Hefe gewonnen werden, wohingegen Präparate mit Vitamin D3 auch nicht-vegan sein können, weil sie ursprünglich zumeist aus Schafwolle gewonnen wurden. Mittlerweile gibt es aber auch vegane Alternativen von Vitamin D3, die aus Flechten gewonnen werden.

Beide Arten sind aber grundsätzlich wirksam und in Untersuchungen konnte kein deutlicher Unterschied in der Effizienz beider Formen gezeigt werden.

VITAMIN D UND K2

Wer sich mit Vitamin D beschäftigt, stolpert zwangsläufig auch über Artikel über den Zusammenhang mit Vitamin K und warum man sich überlegen sollte, beides zusammen zu supplementieren. Vitamin K wirkt vor allem gegen drei Krankheitsbilder: Osteoporose, Atherosklerose und auch eine erhöhte Blutungsneigung.

Man nimmt über die Ernährung Kalzium auf und das befindet sich dann grundsätzlich irgendwann in unseren Blutgefäßen. Wenn dieses Kalzium von dort aus nicht in die Knochen oder Zähne weitertransportiert wird, können Krankheiten wie Osteoporose entstehen.

Vitamin K2 arbeitet mit Vitamin D synergetisch (bedeutet: zusammenwirkend) zusammen und unterstützt die positiven Effekte von Vitamin D dabei. Dies geschieht, indem es mehr Proteine aktiviert und somit die Zahl der nutzbaren Proteine erhört.

VITAMIN D UND FETT

Für die Resorption von Vitamin D braucht es Fett. Wenn Sie sich zum Beispiel für ein Präparat entschieden haben, dass mit Öl gefüllt ist, dann reicht das dennoch für Ihre Zwecke nicht aus. Es ist nämlich nicht nur wichtig, dass man Vitamin D zu sich nimmt, sondern auch wann und mit welchen Speisen.

Wenn man zum Beispiel morgens zum Frühstück trockenes Müsli zu sich nimmt, ohne Fett, ohne alles, reicht das bisschen Öl in der Kapsel nicht aus, um die Fettresorption im Darm anzuregen, die aber essenziell für die Vitamin-D-Bildung im Körper ist. Deshalb empfehle ich Ihnen, wenn sie Nahrungsergänzungsmittel nehmen, einen ordentlichen Löffel Fett, wie Fischöl oder Kokosfett dazu einzunehmen, um die Darmresorption anzuregen.

VITAMIN-D-PRÄPARATE – WAS IST DER UNTERSCHIED?

Auf dem heutigen Markt gibt es Vitamin-D-Tropfen (auch genannt Vitamin-D-Öl), Vitamin-D-Tabletten, Vitamin-D-Kapseln, Vitamin-D-Weichkapseln (auch genannt Vitamin-D-Softgels) und Vitamin-D-Präparate aus der Apotheke. Im Folgenden werde ich Ihnen die einzelnen Unterschiede erläutern und auf Vor- und Nachteile eingehen

Vitamin-D-Tropfen erreichen in vielen Studien die beste Wirksamkeit, da sie bereits Öl enthalten oder laut Verpackungsbeilage mit Öl verabreicht werden sollen. Zusätzlich enthalten sie oft keine Zusatzstoffe. Die Dosierung ist etwas schwieriger, da ein Tropfen unterschiedlich ausfallen kann, dafür kann man aber individuell besser dosieren. Der Körper nimmt die Tropfen besser auf. Wenn man sich für die Tropfen entscheidet, sollte man eine eher kleinere Packung wählen, da die Haltbarkeit aufgrund der fehlenden Zusatzstoffe nicht so lang ausfällt.

Tabletten hingegen sind die am meisten verbreitete Form von Vitamin D. Sie können sowohl direkt geschluckt als auch aufgelöst werden. Meist ist noch eine Art Öl in die Tablette hineingemischt worden, um die Aufnahme des Vitamins zu erleichtern. Leider enthalten sie viele unnötige Zusatzstoffe, die die Aufnahme von Vitamin D sogar verhindern können. In einem Test mit allen Präparaten und ihrer Wirksamkeit schneiden Tabletten eindeutig am schlechtesten ab. Dafür haben sie eine längere Haltbarkeit, was nicht zuletzt natürlich durch die beigefügten Zusatzstoffe erlangt wird.

Vitamin-D-Kapseln bestehen meist nur aus Vitamin D und einer Hülle aus Zellulose. Sie sind viel reiner als Tabletten und ihnen deswegen vorzuziehen. Ein kleiner Nachteil ist, dass man noch zusätzliches Öl braucht, um die Aufnahme des Inhalts zu verbessern. Es genügt meist ein Löffel reinen Speiseöls, um eine gute Aufnahme zu garantieren.

Vitamin-D-Weichkapseln sind so eine Art Mittelding zwischen Tropfen und Kapseln, da sie die Vitamin-D-Tropfen bereits in Öl eigelagert haben.

Sie besitzen im Gegensatz zur Tablette auch weniger Zusatzstoffe. Vegetarier und Veganer aufgepasst: Die Hülle der Kapsel ist aus Gelatine, also nicht geeignet für diese Ernährungsformen.

Der Unterschied zwischen den oben genannten Nahrungsergänzungsmitteln und Vitamin-D-Präparaten aus der Apotheke ist schlicht und ergreifend die Dosierung. Im Laden frei verkäufliche Präparate überschreiten selten den Wert von 1000 IE Tagesverzehrempfehlung. Wenn dieser Wert überschritten wird, zählen sie zu den Medikamenten und können nur noch mit einem Rezept von Seiten des Arztes oder in der Apotheke erstanden werden.

REICHT DER MINDESTWERT AN VITAMIN D EIGENTLICH?

In Untersuchungen kritisieren Wissenschaftler immer wieder die etwas zu gering ausfallenden Empfehlungen der offiziellen Fachgesellschaften, mit der Begründung, dass eine gute Vitamin-D-Versorgung nicht nur das Mindestmaß zur Prävention von Vitamin-D-Mangelerkrankungen, wie Rachitis oder Osteomalazie, bedeutet, sondern auch die optimale Bedarfsdeckung für die Gesundheit.

Mittlerweile herrscht weitestgehend Konsens, dass die offiziellen Zuführungsempfehlungen an Vitamin D etwas zu gering sind. Es wird meist nur der Mindestwert von 50 nmol/l thematisiert, unter dem man dann an einem Vitamin-D-Mangel leidet, während der optimale Wert bei 75nmol/l bis 125 nmol/l liegt. Andere Veröffentlichungen sprechen sogar von weitaus höheren Zahlen.

Ich versuche es mal mit einer kleinen Metapher zu erklären. 50nmol/l liegt an der Grenze zur Unterversorgung. Diese 50nmol/l sind, wenn man es mit einem Auto auf technischer Ebene vergleicht, die unterste Marke vom Ölstand in Ihrem Motor und wenn wir mal ehrlich sind, würde niemand damit fahren wollen. Man würde noch einen Liter mehr hinzufügen, um sich sicher zu fühlen. Das gleiche gilt für Vitamin D.

DOSIERUNGSEMPFEHLUNGEN FÜR VITAMIN D?

Weltweit gibt es den Konsens, dass eine Person, die 70 Kilo wiegt, pro Tag 4000 IE (100nmol/l) Vitamin D einnehmen sollte. Die Dosis muss immer mit dem Gewicht korrelieren.

1000 IE (25nmol/l) pro Tag führen zu einer Erhöhung des Blutspiegels um 25 nmol/l Vitamin D. So können Sie anhand ihres erwünschten Vitamin-D-Status' errechnen, wie viel Sie ungefähr supplementieren müssen, um Ihr Ziel zu erreichen.

Es dauert circa sechs bis acht Wochen, bis der gewünschte Vitamin-D-Status erreicht wird.

VITAMIN D – ÜBERDOSIERUNG

Wie wir schon weiter oben besprochen haben, ist es nicht möglich, über die Vitamin-D-Eigensynthese zu viel Vitamin D zu produzieren. Auch über die normale Ernährung ist dies praktisch unmöglich.

Zu einer Überdosierung kann es erst kommen, wenn Sie über einen längeren Zeitraum hochdosierte Supplements nehmen und sich ständig im Bereich der Überdosierung befinden. Dies würde dann eine schleichende, chronische Vitamin-D-Intoxikation nach sich ziehen.

Eine akute Vergiftung entsteht, wenn zu einem Zeitpunkt eine hohe Menge Vitamin D eingenommen wird, die weit von der Norm entfernt ist. Dies kann zum Beispiel durch Tabletten- oder Tropfenmissbrauch mit Vitamin D kommen.

Die europäische Behörde für Lebensmittelsicherheit sagt, dass für Kinder unter zehn Jahren eine Menge bis 125 nmol/l an Vitamin D unbedenklich ist und für Kinder und Erwachsene eine Menge von 250 nmol/l.

Vitamin D-Überdosierung – Symptome

Vitamin D fördert die Calciumaufnahme aus dem Essen, welches wir zu uns nehmen. Wie bei so vielem im Leben, kommt es aber auch dort auf die richtige Dosis an.

Wenn zu viel Vitamin D im Körper ist, wird zu viel Kalzium aufgenommen und es wird auch schneller wieder aus unseren Skelettknochen herausgelöst. Der ganze Prozess wird also übermäßig beschleunigt.

Folgen davon können sein: Kopfschmerzen, keinen Appetit mehr, Übelkeit und Erbrechen,

Schwächegefühl, Nierensteine und Nierenschäden bis hin zum vollkommenen Verlust der Nierenfunktionen. Mit einer Vitamin-D-Überdosierung ist nicht zu spaßen, deswegen sollte man auch immer auf Selbstmedikation verzichten und alles in Absprache mit einem Arzt machen.

VITAMIN D – SOLL ICH SUPPLEMENTIEREN ODER NICHT?

Es gibt viele Wege, auf denen man einen ausreichenden Vitamin-D-Spiegel erreichen kann. Der beste und natürlichste Weg ist hierbei über Sonnenlicht und die Ernährung, wobei das Sonnenlicht effizienter ist. Es ist der kostengünstigste Weg, aber auch der zeitaufwändigste. Wir müssen einfach ehrlich zu uns selbst sein und uns überlegen, ob wir wirklich die Zeit haben, täglich in die Sonne zu gehen.

Wir sollten uns auch fragen, ob wir das auch konsistent durchhalten werden. Der beste Weg ist nämlich nichts wert, wenn wir ihn nicht gehen, dann bleibt er zwar der beste Weg, aber wir werden trotzdem kein Vitamin D produzieren. Wenn dies der Fall ist, muss man sich fragen, ob der zweitbeste Weg nicht auch eine Lösung darstellt.

Vitamin-D-Präparate kosten zwar etwas, dafür sind Sie aber zeitsparend und man ist nicht abhängig von Witterungsbedingungen, Mittagspause und sonstigem, das einem bei der täglichen Besonnung im Weg stehen könne. Außerdem wirken sie auch in der Winterzeit.

Die Sonne hat noch tolle zusätzliche Eigenschaften, das ist klar, aber wenn Sie die natürliche Eigensynthese nicht schaffen, und die meisten von uns werden dies nicht schaffen, dann ist der einfachste, sicherste und zeitsparendste Weg die Supplementierung. Was genau Ihr Ziel und Ihr Weg ist, müssen Sie selbst festlegen.

M-I-K SYSTEM

Wofür Steht MIK? Es steht für Messen, Intervenieren und Kontrollieren. Vitamin-D-Experten empfehlen, dass man zweimal im Jahr seine Vitamin-D-Werte im Labor messen lassen sollte. Einmal im Herbst, um zu gucken, ob man gut über den Sommer gekommen ist, und einmal im Frühjahr, um zu checken, ob die eigene Therapie gegriffen hat.

Man kann sich ja für unterschiedliche Dinge entscheiden. Wenn man über den Winter beispielsweise nach Australien fährt und dort regelmäßig in die Sonne geht, braucht man keine Vitamin-D-Nahrungsergänzungsmittel. Man kann die Supplementierung also etwas variieren.

Das MIK-System stellt sicher, dass Sie für sich selbst schauen können, ob Sie Ihr individuell gesetztes Ziel erreicht haben. Durch die Eingangsmessung können Sie gezielt feststellen, wo Sie mit ihrem Vitamin-D-Wert stehen und ob Sie im Mangelbereich liegen. Wenn dies der Fall ist, sehen Sie das anhand der Werte und haben eine klare Motivation, etwas zu ändern.

Dann müssen Sie die Schritte, die Sie gehen, aber auch kontrollieren, denn letztendlich weiß niemand zu 100 %, ob das, was Sie machen, zielführend ist. Wenn Sie sich zum Beispiel vornehmen, den ganzen Sommer über jeden Tag nach draußen in die Sonne zu gehen, sollten Sie im Herbst kontrollieren, ob diese Maßnahme etwas gebracht hat. Wenn ja: super! Wenn nicht: intervenieren und andere Lösungen finden.

Wenn Sie sich als Zielwert gesetzt haben, 100nmol/l Vitamin D im Blut zu haben und mit 2000 IE supplementieren, und dann am Ende sehen, dass Sie ‚nur' 75nmol/l im Blut haben, sollten Sie vielleicht darüber nachdenken, ob Sie die Dosis erhöhen wollen. Sie verstehen, worauf ich hinaus will.

Messen, Intervenieren und Kontrollieren. Das sind die drei Schlagwörter, die wirklich zu etwas führen.

Vitamin D und Babys

WIEVIEL VITAMIN D BRAUCHT MEIN BABY?

Wenn man ein Kind hat, möchte ein jeder Mensch sicherstellen, dass es die bestmögliche Versorgung bekommt, um gut gewappnet ins Leben zu starten. Wir wollen für unsere Kinder nur das Beste. Es gibt so viel zu beachten und zu bedenken. Hiermit möchte ich Ihnen wenigsten einen kleinen Teil davon abnehmen und kurz und knackig über die optimale Vitamin-D-Zufuhr für ihr Baby sprechen.

Kleinkinder haben während des ersten Lebensjahrs einen Vitamin-D-Bedarf von schätzungsweise 25nmol/l pro Tag. Wenn eine stillende Frau dem Referenzwert von 50 nmol/l folgen würde, dann enthielte ihre Muttermilch allerdings weniger als 5 nmol/l und könnte damit den Bedarf des Säuglings gar nicht decken. Daher empfiehlt beispielsweise die deutsche Gesellschaft für Kinder- und Jugendmedizin, eine Supplementierung mit Vitamin D in Höhe von 25 nmol/l pro Tag für den Säugling.

Wenn die stillende Mutter durch eine höhere eigene Zufuhr an Vitamin D ihre Serumwerte in Höhe der vorher erwähnten Naturvölker erhöhen würde (115 nmol/l), könnte sie Muttermilch mit einem höheren Vitamin-D-Gehalt abgeben, der ganz ohne weitere Nahrungsergänzungsmittel den Bedarf des Säuglings decken könnte.

Schwangere Frauen sollten schon vor der Geburt ihren Vitamin-D-Speicher gut füllen, um so die Konzentration in der Muttermilch zu erhöhen. Je höher die Konzentration, desto weniger muss an Nahrungsergänzungsmitteln hinzugefügt werden.

WIE VERABREICHE ICH MEINEM BABY VITAMIN D?

Vitamin D wird von den Herstellern meist in zwei Formen hergestellt: als Tropfen oder Tabletten. Tropfen sind zwar leichter zu verabreichen, sind aber im Gegensatz zu Tabletten nicht genormt und es kann schneller zu einer Überdosierung kommen.

Aus diesem Grund wird empfohlen, besser auf Tabletten zurückzugreifen, da sich diese, im Gegensatz zu Tropfen, bei höheren Temperaturen nicht ausdehnen und man immer weiß, wie viel Vitamin D wirklich enthalten ist. Am besten lösen Sie die Tablette in der Muttermilch (oder der Ersatzmilch) auf und geben Sie Ihrem Baby einmal täglich.

VITAMIN D UND DER BESTE FREUND DES MENSCHEN

Ja, ich rede von Hunden. In manchen Fällen auch Katzen. Was unterscheidet die Haut von unseren Lieblingshaustieren (in den meisten Fällen) von unserer Haut?

Richtig, Hunde und Katzen haben Fell und wir Menschen nicht. Zumindest nicht in diesem Ausmaß.

Je nachdem, wie dicht das Fell unserer Lieblingsvierbeiner ist, kommt sehr wenig bis zu gar keine UV-B-Strahlung an ihre Haut. In manchen Internetforen kursiert das Gerücht, dass Fell auch in der Lage dazu ist, Vitamin D zu produzieren, und die Tiere durch gegenseitiges Ablecken ihren Vitamin-D-Bedarf abdecken. Dies ist eine schöne Geschichte, aber leider nicht wahr.

Hunde und Katzen müssen ihren täglichen Bedarf also komplett über die Ernährung abdecken. Da beide sich zu großen Teilen von Fleisch ernähren, stellt die Versorgung in den meisten Fällen kein Problem dar. Leber, fetter Fisch, Lebertran, Niere, Gehirn und ähnliches sind gute Vitamin-D-Lieferanten. Ansonsten gibt es auch trockenes Futter, das extra mit Vitamin D versetzt wird.

Vitamin-D-Zufuhr durch die Ernährung

VITAMIN-D-CHAMPIGNONS – EINE ALTERNATIVE FÜR VEGANER?

Viele Menschen sind ständig auf der Suche nach Wegen und Lebensmitteln, die ihren Bedarf in verschiedenen Bereichen auf natürliche Art und Weise decken. Nahrungsergänzungsmittel sollten die letzte Lösung sein.

Genau aus diesem Grund beschäftigen sich einige Unternehmen seit einer Weile mit der Herstellung sogenannter Vitamin-D-Champignons, die in der Lage sein sollen, den täglichen Bedarf an Vitamin D eines Menschen zu decken. Aber funktioniert das?

Prinzipiell sind Champignons, so wie Menschen, dazu in der Lage, durch Sonneneinstrahlung Vitamin D zu synthetisieren. Das in den Champignons enthaltene Provitamin Ergosterol wird durch die Sonne in Vitamin D umgewandelt. Da es sich in Deutschland bei dem Großteil der Wälder um Nadelwälder handelt, hat der natürliche Champignon leider kaum die Möglichkeit, eine große Menge an Vitamin D zu produzieren, da er meist im Schatten wächst und nicht dem Sonnenlicht ausgesetzt ist.

Auch die bisherigen Zuchtchampignons werden meist in vollkommener Dunkelheit gezüchtet. Forscher haben nun einige Tests mit den leckeren Pilzen gemacht und sie nach der Ernte mit künstlichem UV-B-Licht bestrahlt. Es hat sich herausgestellt, dass die Pilze sogar nachdem sie geerntet worden sind, immer noch dazu in der Lage waren, Vitamin D zu produzieren.

Manche Hersteller sind auf diese Eigenschaft aufmerksam geworden und begannen damit, sogenannte Vitamin-D-Champignons zu züchten. Unter anderem wird mit dem Versprechen geworben, dass sie dreißigmal mehr Vitamin D enthalten als die normalen Zuchtchampignons aus Kulturen, die es überall zu kaufen gibt. Dafür werden sie nicht mit künstlichem UV-B-Licht bestrahlt, sondern mit ultraviolettem Licht, das das Sonnenlicht in der freien Natur nachahmt.

Tatsächlich funktioniert dieser Prozess. Es wurde der Gehalt von Vitamin D von mehreren Packungen gemessen und der durchschnittliche Wert lag bei 9,6 Mikrogramm pro 100 Gramm Champignons. Da der normale Kulturchampignon nur etwa 0,3 Mikrogramm enthält (die Werte variieren je nach Hersteller), stimmt das gegebene Versprechen von dreißigmal mehr enthaltenen Vitamin D. Der einzige Nachteil war, dass die gemessenen Vitamin-D-Werte sehr unterschiedlich ausfielen. So wurde in einer Packung ein Vitamin-D-Gehalt von 5,6 gemessen, während er in einer anderen Packung bei 14,2 lag. Alles in allem lohnt sich der Kauf für einen Preis von zwei Euro allemal.

Sie sollten jetzt aber nicht losgehen und zwei Kilo Champignons pro Tag verzehren, da sie den Stoff Chitin enthalten, der für uns Menschen schwer verdaulich ist, Blähungen verursacht und unangenehm im Magen liegt. Aber gegen einen täglichen

Verzehr von zweihundert bis vierhundert Gramm spricht überhaupt nichts. Vor allem für vegan lebende Personen sind die Pilze eine gute Alternative zu Fisch und Eiern.

IST VITAMIN D HITZEBESTÄNDIG?

Für alle Menschen, die kochen und auf eine gesunde Ernährung achten, sind Vitamine oft ein schwieriges Pflaster, da viele Nährstoffe bei großer Hitze verloren gehen. Ich kann Sie beruhigen, Vitamin D ist ziemlich hitzestabil und Sie können ihre Speisen bis zu 180 Grad bedenkenlos erhitzen.

Also steht einer leckerer Pilzpfanne oder gebratenem Lachs nichts mehr im Weg.

VITAMIN D – REZEPTE

Was darf in einem guten Ratgeber auf keinen Fall fehlen? Genau, ein paar Rezepte, die das Leben einfacher machen, zumindest in Bezug auf die Vitamin-D-Zufuhr. Zugegeben, man kann diese wahrscheinlich nicht jeden Tag essen, aber an einem wolkenbedeckten oder stressigen Bürotag ohne Mittagspause, kann man sich und seinem Körper ruhig mal etwas Gutes tun und die Zufuhr unterstützen.

Bei diesen Rezepten steht Fisch im Vordergrund, da er von allen Lebensmitteln den höchsten Vitamin-D-Gehalt hat. Ich habe mich für Lachs entschieden, obwohl Hering noch einen höheren Vitamin-D-Wert aufweist, da Lachs den meisten Menschen doch besser schmeckt und er auch gut mit anderen Lebensmitteln harmoniert. Das Rezept ist für zwei Personen ausgerichtet, die Angaben können gern je nach Bedarf verdoppelt oder halbiert werden.

Frühstück für Sonnenanbeter
Sie brauchen: 6 Eier, Räucherlachs, Vitamin-D-Champignons (200g), 1 Avocado, Margarine, Vollkornbrötchen, 1 Zwiebel, 2 Tomaten, Tomatenmark
1. Als erstes putzen Sie die Champignons (nicht waschen, dann verlieren sie ihr Aroma) und entfernen die Stiele. Je nach Größe vierteln oder achteln Sie sie und legen sie anschließend zur Seite. Dann schälen Sie die Zwiebel und schneiden sie in feine Stücke. Die Tomate hacken Sie ebenfalls in kleine Stücke. Die Avocado schälen Sie, entfernen den Kern und schneiden sie in Streifen.

2. Jetzt geben Sie etwas Margarine in eine beschichtete Pfanne, erhitzen diese auf mittlere Hitze und geben die Zwiebelstücke hinzu.

3. Sobald die Zwiebel glasig geworden ist, stellen Sie die Hitze auf hoch und geben die Champignons in die Pfanne. Braten Sie alles scharf an. Erst durch die hohen Temperaturen entwickelt sich das Aroma und der Geschmack der Champignons.

4. Anschließend stellen Sie die Hitze wieder auf Mittel und geben die zerhackten Tomaten und etwas Tomatenmark dazu. Lassen Sie das Ganze zwei bis drei Minuten köcheln.

5. Dann geben Sie sechs Eier hinzu und lassen die Eier unter Rühren fester werden. Sie werden merken, dass die Konsistenz durch die Tomaten etwas breiig wird, was beabsichtig ist.

6. Dann schneiden Sie die Brötchen, beschmieren eine Hälfte dünn mit Margarine und belegen sie mit einer Tomatenscheibe und den Avocadoscheiben. Dann platzieren Sie den Räucherlachs obenauf.

7. Die andere Hälfte des Brötchens bestreichen Sie ganz dünn mit Margarine und häufen das Rührei drauf.

8. Dazu noch einen leckeren Saft, Tee oder Kaffee

reichen. Guten Appetit!

Lachs hat circa 18-24 Mikrogramm Vitamin D pro 100 Gramm, Champignons haben je nach Zuchtart zwischen 2 und 10 Mikrogramm Vitamin D pro 100 Gramm und Eier, Avocado, sowie Margarine sind mit circa 1-2 Mikrogramm pro 100 Gramm auch eine kleine Vitamin-D-Quelle. Kombiniert man die Lebensmittel und macht ein leckeres Frühstück aus ihnen, hat man seinen Tagesbedarf bereits gedeckt. Also eine gute und leckere Lösung für einen wolkenbedeckten Sonntag.

Frühstück für Champignons
Natürlich darf auch eine vegane Alternative nicht fehlen.

Sie brauchen: Vitamin-D-Champignons (200g), eine Zwiebel, Knoblauch, 1 reife Avocado, frischer Spinat, 1 Zitrone, Salz und Pfeffer, Chilipulver (optional), Brot nach Wahl

1. Putzen Sie die Champignons und schneiden Sie sie in circa ein Zentimeter dicke Scheiben. Danach schälen Sie die Zwiebel und hacken sie in feine Stücke. Anschließend schälen Sie den Knoblauch und schneiden ihn in ganz feine Scheibchen. Waschen

Sie den Spinat.

2. Erhitzen Sie Öl in einer großen Pfanne und stellen Sie die Hitze auf höchste Stufe. Dann geben Sie die Champignons in die Pfanne und braten sie unter hoher Hitze scharf an. Durch die Hitze werden die Aromen der Champignons frei gegeben.

3. Nach drei bis vier Minuten scharfen Anbratens sollten die Champignons eine goldige Farbe erreicht haben. Daraufhin geben Sie die kleingehackten Zwiebeln und Knoblauchscheibchen hinzu und stellen das Ganze auf mittlere Hitze.

4. Zum Schluss geben Sie den frischen Spinat hinzu und warten, bis er eingeht (circa 1 Minute).

5. Nun machen wir uns an die Guacamole. Sie schneiden die Avocado, entfernen den Kern und heben den Inhalt mit einem Löffel in eine kleine Schale.

6. Dann pressen Sie eine halbe Zitrone in die Schale und geben Salz und Pfeffer und je nach Bedarf auch etwas Chilipulver hinzu. Verrühren Sie alles.

7. Anschließend nehmen Sie ein Brot ihrer Wahl, bestreichen es mit der Guacamole und verteilen darauf die gebratenen Champignons und den Spinat. Wenn Sie wollen, können Sie noch Nüsse oder

Kerne als Topping drüberstreuen.

8. Guten Appetit!

Die Vitamin-D-Champignons (gibt es zum Beispiel bei Kaufland) enthalten im Durchschnitt circa 10 Mikrogramm Vitamin D pro 100 Gramm Pilze. Avocado enthält circa ein bis zwei Mikrogramm. Somit haben Sie auch mit diesem Essen Ihren Vitamin-D-Bedarf für den Tag fast gedeckt.

Problemlöser oder nur ein Trend?

Abschließend möchte ich eine kleine Zusammenfassung von dem zusammenstellen, was wir gelernt haben, und auf die Anfangsfrage eingehen.

Jede Zelle in unserem Körper hat Vitamin-D-Rezeptoren, wir besitzen immerhin mehr als 90 Billionen davon. Im Umkehrschluss bedeutet dies: Wenn nicht genügend Vitamin D vorhanden ist, können ganz viele dieser 90 Billionen Zellen nicht ordentlich arbeiten.

Dies ist bei fast zwei Dritteln der deutschen Bevölkerung der Fall. Knapp 60% sind nach dem Robert-Koch-Institut unterversorgt, was bedeutet, dass ihr Vitamin-D-Spiegel unter 50nmol/l liegt. Aber auch Werte, die darüber liegen, sind nicht optimal, die 50 markiert nämlich nur die Grenze für eine ‚ausreichende' Versorgung. Wir erinnern uns, dass während unserer Schulzeit kein Elternteil Freudensprünge wegen einer „Ausreichend" auf dem Zeugnis gemacht hat. Im Gegenteil, ständig haben wir gehört: Das geht doch besser! Und das ist genau das, was ich Ihnen in meinem Buch vermitteln möchte. Es geht besser!

Wir haben die dramatischen Auswirkungen eines Vitamin-D-Mangels besprochen, und das waren nur die Hauptmerkmale. Ein Vitamin-D-Mangel ist vielleicht nicht für alles ein Auslöser, trotzdem steht er im Zusammenhang mit zahlreichen anderen Beschwerden und begünstigt viele Krankheitsbilder. Dies sind nur einige Gründe, dem entgegenzuwirken!

Wir haben besprochen, wie Vitamin D produziert wird und was wir selbst dafür tun können, um unsere Werte zu verbessern und unsere Vitamin-D-Speicher aufzufüllen. Da wären einmal die Sonne und unser Verhältnis zu ihr, auf der anderen Seite unser Lebenswandel, den wir vielleicht ändern oder anpassen könnten. Ein anderer Punkt ist unsere Ernährung. Zugegeben, diese macht nur einen kleinen Prozentsatz in unserer Vitamin-D-Bildung aus, aber wie man so schön sagt: Kleinvieh macht auch Mist. Tatsächlich können wir über die Ernährung manch fehlende Minute an der Sonne wieder gut machen. Dafür können wir auf leckeren Lachs zurückgreifen oder, wenn Sie sich vegan ernähren, vielleicht einmal darüber informieren, wo sich bei Ihnen in der Nähe ein Laden befindet, der sogenannte Vitamin-D-Champignons im Angebot hat.

Zusätzlich haben wir besprochen, dass wir ehrlich zu uns selbst sein müssen, was unsere Lebensweise angeht und realistisch bewerten müssen, ob wir in der Lage dazu sind, auf natürlichem Wege genügend Vitamin D zu produzieren. Wenn dies der Fall ist: toll! Wenn nicht, müssen wir uns mit Alternativen beschäftigen.

So oder so ist es wichtig, seinen Vitamin-D-Wert ab und zu checken zu lassen, damit wir wissen, in welchem Bereich wir uns befinden. Wenn der Befund nicht so ausfällt wie erwartet, sollten wir mit unserem Arzt besprechen, inwiefern Nahrungsergänzungsmittel (Supplements) uns in diesem Fall helfen können und wie hoch die Dosierung ausfallen soll. Wir sind gewappnet gegen eventuelle Gegenwehr des Arztes und nehmen es Ihm nicht übel, da wir wissen, dass Vitamin D nicht bei allen Menschen so hoch im Kurs steht. Wir kennen die idealen Grenzwerte und wissen ungefähr, wie wir Sie erreichen können, notfalls mit Hilfe eines anderen Arztes. Falls wir supplementieren wollen, kennen wir die unterschiedlichen Arten und entscheiden uns für die für unsere Bedürfnisse geeignetste Variante. Durch die MIK-Methode wissen wir immer, wo wir stehen und was wir noch verbessern können.

Vitamin D ist also bestimmt nicht die Lösung für alle Probleme. Dafür braucht es viel mehr: Einen gesunden Lebensstil, Sport, frische Luft, viel Wasser, gesunde Ernährung, geistige Herausforderungen, Freunde, Spaß und Liebe. Wenn all diese Dinge erfüllt sind, hat man auf jeden Fall gute Voraussetzungen für ein langes und gesundes Leben.

Manchmal braucht man aber dennoch auch ein bisschen Glück. Was ich Ihnen allerdings versprechen kann, ist, dass Vitamin D kein Hype ist. Es ist wichtig, für unsere Knochengesundheit und damit wir auch im hohen Alter noch mobil bleiben. Die Menschen werden immer älter, deswegen ist es so wichtig, das Gerüst, das uns all die Jahre trägt, in Schuss zu halten und für beste Tauglichkeit zu sorgen. Ihr späteres Ich wird es Ihnen danken.

Selbst unsere geliebten Vierbeiner brauchen Unterstützung. Aber auch für die Jüngeren unter uns und auch unsere Kinder ist eine optimale Vitamin-D-Versorgung absolut erstrebenswert. Wir wollen Ihnen den bestmöglichen Start ins Leben ermöglichen und sie vor allem Bösen schützen. Dies machen wir auch, indem wir dafür sorgen, dass Säuglinge ab dem ersten Tag an adäquat versorgt sind. Unsere größer gewordenen Kinder schicken wir dann im Sommer in die Sonne, statt sie den ganzen Tag Fernsehen gucken zu lassen. Sie werden meckern und dagegen revoltieren, aber wir werden es ihnen auch noch ein zehntes Mal erklären.

Und weil wir gute Vorbilder sind, werden wir für uns persönlich natürlich auch sorgen. Warum? Weil Vitamin D wirklich wichtig ist. Nicht die Lösung für alle Probleme, aber wir kommen der Lösung auf jeden Fall einen Schritt näher.

Mit diesen Worten verabschiede ich mich und hoffe, Sie dem Thema Vitamin D und seiner Wichtigkeit ein Stückchen näher gebracht zu haben.

Hoffnungsvolle, sonnige Grüße und bis bald!

Herstellung und Verlag:
BoD – Books on Demand, Norderstedt
ISBN: 9783752630152

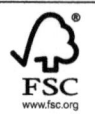